EUGÈNE FRITSCH
(DIT LANG)

LA

NOSTALGIE DU SOLDAT

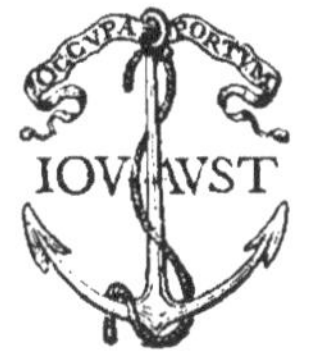

PARIS

IMPRIMERIE JOUAUST

M DCCC LXXVI

LA NOSTALGIE DU SOLDAT

A M. LE BARON LARREY

MEMBRE DE L'INSTITUT
GRAND OFFICIER DE LA LÉGION D'HONNEUR
MEMBRE DU CONSEIL SUPÉRIEUR DE LA GUERRE
EX-PRÉSIDENT DU CONSEIL DE SANTÉ DES ARMÉES

S'il est une maladie dont la négation soit impossible même aux plus sceptiques des médecins, c'est, à coup sûr, la nostalgie, bien qu'elle n'entraîne aucune lésion anatomique ou fonctionnelle propre, bien qu'on la rencontre tout particulièrement dans l'armée, et quoiqu'on n'ait pu lui assigner aucune indication thérapeutique particulière, sinon la libération provisoire ou définitive du service militaire. Le médecin, dans l'armée, ne saurait être trop méfiant, cela est vrai; car ses fonctions participent toujours de l'expertise, car sa confiante crédulité ferait tort chaque jour aux intérêts moraux de la nation, aux intérêts matériels et financiers de l'État. Mais n'oublions pas qu'il ne saurait être non plus trop instruit, trop expérimenté, trop sûr de lui et de la science, trop prudent en un mot, quand il s'agit de nier la réalité des souffrances, des infirmités ou des blessures que lui allèguent ceux dont les intérêts sacrés lui sont avant tout confiés par l'État. L'autorité, en effet, comprend assez bien, en France, ses devoirs et son avantage pour ne pas exiger du soldat, surtout en temps ordinaire, plus qu'il ne peut et ne doit.

Les Arabes connaissent la nostalgie sous le nom d'*Ilisci*; les Allemands, gens positifs et méfiants s'il en fut, l'ont admise dans leur cadre nosologique, ils l'ont baptisée *Heimveh*. C'est Neuter, disciple de Stalh, à Strasbourg, qui a donné son nom actuel, dans notre langue, à cet état morbide si frappant, si intéressant, et pourtant si peu défini, qui provient d'un excès d'attachement pour la famille et le pays natal, qui procède d'une exagération maladive et persistante de certains sentiments intimes et nobles, très-bons et très-respectables en eux-mêmes. Il est à remarquer, en effet, que les regrets désespérés, absorbants, énervants, des jeunes soldats nostalgiques, portent le plus souvent sur un état de misère matérielle relative, et non sur une position de bien-être comparatif.

La nostalgie, je tiens à le faire comprendre, n'est pour moi, à son début, dans son essence, qu'une passion dominante, triste, excessive, poussée jusqu'au suprême désespoir, entraînant des conséquences graves, des lésions fonctionnelles et organiques parfois mortelles. C'est une dépression, par le chagrin aigu et concentré, de la volonté, de l'intelligence, des forces vitales et même physiques, chez un malheureux que certains auteurs ont confondu bien à tort avec le véritable monomaniaque. La monomanie peut très-évidemment intervenir à point nommé comme aboutissant de la nostalgie ; mais elle n'est pas cette affection elle-même. Il suffit, pour s'en convaincre, de réfléchir que la nostalgie est déjà très-caractérisée, qu'elle réclame déjà des soins propres, particuliers et urgents, avant l'apparition des accidents monomaniaques. La fièvre typhoïde, le typhus, la fièvre d'accès, la méningite, lui ressemblent sous se rapport. Ces maladies existent déjà et demandent à être traitées bien avant le délire qu'elles provoquent à certains moments, et qui ne les a pas fait classer parmi les aliénations mentales. Je suis heureux de me trouver ici en parfait accord avec l'éminent professeur Forget, de Strasbourg, qui dit avec grande autorité, dans son *Traité de médecine navale :* « La nostalgie n'est point une aberration, une folie ; loin d'être aliénés, les nostalgiques n'ont que le malheur de percevoir plus vivement que les autres un sentiment légitime et qui honore le cœur. »

Dans le monde étranger à l'art de guérir, comme

dans le monde médical, cette affection est connue de tous au moins de nom ; et je suis bien sûr qu'il en est plusieurs, parmi ceux qui me liront, qui en ont subi l'atteinte et porté péniblement le poids après le premier départ du toit paternel. Ceux-là doivent se rappeler comme moi les souffrances de cette fièvre lente, à longue agonie, quand on n'y remédie point; ils doivent avoir senti qu'elle peut tuer aussi, cette phthisie de l'âme, qui, dans plus d'un cas, reste mystérieuse jusqu'au bout.

Connue seulement dans son étiologie, cette névrose, la plus générale et la plus vague de toutes, emporte avec elle dans la tombe le secret de son anatomie pathologique.

C'est le mal du retour, suivant l'étymologie du nom que lui donna Neuter, et non le mal du pays, comme l'entend à tort le vulgaire. De même que la patrie se compose de bien autre chose que du sol proprement dit, ainsi le nostalgique ne regrette pas uniquement la maison ou le champ du pays natal. Énée, emportant avec lui son père, ses dieux lares, ses compagnons et toute sa famille, ne ressentit jamais et ne put éprouver, après son expatriation, ainsi limitée moralement, les poignants regrets, les rêves sombres, les tortures déchirantes de la nostalgie. C'est au contraire à la nostalgie, on peut le dire, que vient de succomber dans son foyer sacré pour tous, entre ses deux anges gardiens, le brave de Bruchard, l'un des plus éner-

giques cependant et des plus intrépides parmi nos
vaillants généraux. Ah! c'est que les sourires angé-
liques, caressants et consolateurs de sa sainte femme
et de sa fille bien-aimée ne purent masquer à son mé-
lancolique regard la sombre et grande image de la
patrie mutilée, le désoiant tableau de notre gloire militaire éclipsée, l'affolante vision de nos drapeaux ex-
posés à Berlin! Découvrons-nous tous et recueillons-
nous au souvenir de ce bouillant et loyal soldat,
tué par l'ardeur de son patriotisme : *Noluit conso-
lari!!!*

Ma tristesse redouble quand je pense encore à tant
d'autres nostalgiques, victimes de nos désastres, et je
salue aussi en passant nos malheureux frères d'Alsace
et de Lorraine, tous saisis par le mal du retour, depuis
1871! Ceux d'entre eux qui ont pu s'arracher au joug
impitoyable et pesant des barbares envahisseurs se
sont exilés du sol natal, se sont ruinés et privés de
leurs affections les plus intimes pour se rapatrier
dans leur France chérie. Ils ont retrouvé parmi nous
leur mère patrie; mais ils ont perdu, Dieu sait pour
combien de temps! les joies saintes de la famille,
les affections tendres et intimes de leur enfance! Les
autres, malheureux esclaves attachés à la glèbe, retenus là-bas par des devoirs impérieux ou des obstacles
insurmontables, sont les plus à plaindre. Ils sont chez
eux comme des captifs, enviant de loin les fugitifs et
pleurant leur nationalité perdue! Nouveaux Promé-

thées garrottés sur le rocher des Vosges, ils tendent vers la France leurs mains jointes convulsivement, et la caressent encore de leurs affectueux regards, tandis que les avides et cruels vautours leur mangent le foie! Les uns comme les autres ont droit à notre reconnaissance et à notre respect...

Pour ce qui concerne nos jeunes soldats, je ne nie pas que le changement de climat, l'interruption des habitudes les plus enracinées, la perte de la liberté, la fatigue et la monotonie de l'alimentation, entrent pour une bonne part dans les causes de leur nostalgie et des désordres qu'elle provoque. Mais je considère ces éléments comme secondaires et non comme principaux du mal qui m'occupe ici : ce sont des causes adjuvantes, non prédisposantes. Combien, d'ailleurs, n'est-il pas d'affections mentales ou organiques qui n'ont ni autant de raison d'être, ni une cause aussi générale?

Il ne faudrait pas conclure de tout ce qui précède que ce sont les populations les plus cultivées, les moins guerrières, les plus artistiques et les plus riches qui donnent le plus de nostalgiques à l'armée. Quand les Suisses servaient dans l'armée française, ils étaient très-sujets à des épidémies nostalgiques. On avait même fini par défendre à leur musique de jouer leur air national, parce que son audition provoquait parmi eux des désertions trop nombreuses. Aujourd'hui, c'est parmi les Savoisiens, les habitants des Pyrénées, les Basques, les bas Bretons, les Flamands et les

Alsaciens, que la nostalgie fait le plus de victimes dans notre armée. Or, je n'ai pas besoin d'ajouter que ces contingents, comme ceux de Corse, également prédisposés, valent bien au feu les soldats des autres contrées. Je les ai vus à l'œuvre, et je sais ce que valent ces soldats par eux-mêmes, sans qu'il soit nécessaire de les stimuler ou forcer, comme les Allemands font des leurs.

C'est l'exaltation des sentiments instinctifs, simples, naturels, primitifs et rustiques en quelque sorte, qui prédispose à la nostalgie. C'est l'absence de contrepoids à ces sentiments par l'élargissement des idées puisées dans l'instruction, dans la vie en commun, dans les distractions des rapports sociaux, qui permet cette exaltation sentimentale exclusive, premier degré et cause première de la nostalgie.

C'est donc à la préparation, dès l'enfance, au service militaire par une éducation bien entendue, largement conçue, et par une instruction sérieuse, qui permette plus tard au conscrit brusquement éloigné de sa famille de rapprocher les distances; c'est à ces moyens lents dans leur action, sûrs, mais amenés de loin, comme le sont les causes et les effets de la nostalgie, qu'il convient de demander le véritable remède, le seul préservatif efficace contre cette maladie incurable, une fois confirmée.

On ne saurait croire combien, chaque année, elle enlève de bras à notre armée, soit par les congés, soit par les mises en réforme définitive qu'elle nécessite, soit par les décès qu'elle entraîne plus ou moins vite et directement, quand elle est méconnue, ce qui arrive parfois, hélas!

J'emprunte au livre des *Cent-un* les réflexions suivantes, qui cadrent très-bien avec mes idées et mon expérience acquise sur ce chapitre : « Pourquoi donc, malgré les souvenirs incrustés, pour ainsi dire, dans la plupart des monuments qui décorent la capitale, le Parisien cependant, éloigné de son pays, ne lui porte-t-il pas la tendresse filiale que manifeste l'enfant des montagnes ou du hameau pour ses champs paternels? Serait-ce que, dans cette vaste cité, l'imagination de l'homme ne saurait conserver tant d'impressions diverses que la multiplicité des objets susceptibles de l'enflammer a pu y faire naître? Serait-ce enfin que la vie tumultueuse et agitée d'une grande ville, théâtre de toutes les passions et des événements les plus graves, rendrait la vie de famille moins douce, moins affectueuse, moins regrettable que partout ailleurs? Quoi qu'il en soit, il est certain qu'il résulte des observations faites depuis la Révolution, dans les hôpitaux militaires, qu'aucun militaire n'y a jamais été amené par la nostalgie, cette fièvre brûlante qui reproduit sans cesse la décevante illusion du mirage, en transportant celui qui en est atteint dans le lieu qu'il regrette, sans que sa raison soit dupe de cette cruelle déception de son imagination en délire. »

Permettez-moi de compléter le sens de cette citation, qui ne manque pas d'autorité, par les vers suivants de Gresset, dans son ode sur l'amour de la patrie :

> Les cavernes hyperborées,
> Les plus odieuses contrées,
> Savent plaire à leurs habitants :
> Sur nos délicieux rivages
> Transplantez ces peuples sauvages.
> Vous les y verrez moins contents.

Dans nos régiments, en temps ordinaire, c'est lentement et progressivement que le soldat prédisposé devient nostalgique. Il faut, pour qu'il en soit autrement, l'oppression brutale de quelque supérieur en sous-ordre ou de quelque vieux loustic de chambrée, qui surprend et saisit le jeune conscrit habitué aux égards, à la tranquillité de la vie de famille. Il est facile ainsi de déchirer ce cœur trop attendri déjà au souvenir poignant des derniers adieux.

Une fois le germe éclos, le mal déclaré, on voit le jeune soldat plongé continuellement dans une rêverie profonde, obéissant encore machinalement, mais ne donnant plus à la loi militaire qu'une soumission passive, corporelle, automatique. Déjà son âme est retournée au pays natal; l'homme pensant s'est déjà reporté en rêve aux jours de bonheur relatif brusquement évanouis et amèrement regrettés. Alors, quelquefois le nostalgique tombe dans une apathie complète, dans un profond dégoût de la vie ; son sort lui devient indifférent. Il peut arriver enfin, mais rarement, qu'il n'obéisse plus, que ni les prières, ni les menaces, ni les punitions, ne puissent le tirer de sa léthargie morale. Traduit en conseil de guerre, il ne s'émeut point devant ses juges, garde son aspect sombre, son regard morne et triste ; étonne par son attitude résignée, indifférente, sans bravade. Il intéresse, sans y penser, l'observateur attentif par sa physionomie calme, marquée au coin de la fatalité, de l'idée fixe.

Un fait capital et de la plus haute importance pour le médecin militaire, c'est que le nostalgique sérieusement atteint, touché au point de perdre une partie de sa responsabilité, n'accuse pas son mal le plus souvent, et cherche plutôt à le cacher. Absorbé par une pensée opiniâtre, il la tait à celui qui l'interroge, avec cette pudeur instinctive qui nous fait dissimuler nos sentiments les plus intimes et les plus chers à ceux que nous croyons indifférents ou hostiles. Mais que le médecin pose, comme par hasard, le doigt sur cette plaie mortelle ; qu'il parle à ce taciturne de la patrie absente, qu'il propose l'envoi dans sa famille à ce malade abattu, inquiet et concentré, quel brillant éclair illumine aussitôt ce regard atone ! quelle pourpre vive sur ces joues pâlies ! Voyez tout à coup les palpitations du cœur surexcité et frémissant, les battements précipités des artères, auparavant détendues, et qui trahissent le secret du mal profond ! Admirez comme d'un seul bond la

vie remonte à ce visage ranimé et transfiguré par une
espérance!... Même si vous êtes arrivé trop tard à
cette découverte, laissez au moins, par pitié, l'espoir
à ce malheureux, à ce pauvre moribond, victime de sa
discrétion ! Respectez ce rayon tardif égaré sur un sé-
pulcre, et méditez cette parole du poëte :

> La vie, hélas! est assez sombre;
> Ne soufflons pas sur les soleils !

En campagne, même loin de France, nos soldats,
jeunes ou vieux, ne songent guère à devenir nostalgiques tant qu'ils sont bien tenus en haleine. L'attente
du combat, l'exaltation de la victoire, les fatigues sans
cesse renouvelées des marches et des campements, sont
des excitants physiques et moraux qui contre-balancent
bien la prédisposition à la nostalgie. Mais il suffit parfois d'une seule bataille perdue ou d'une épidémie
meurtrière pour amener subitement chez beaucoup
le regret de la patrie, pour produire chez eux un dé-
couragement profond, une complète inertie morale,
où l'irrésistible besoin de revoir la France est la seule
passion qui s'exprime encore. La nostalgie, compli-
quant ainsi une épidémie régnante, en décuple les
meurtriers effets. Elle n'épargne guère plus les vieux
soldats à chevrons, les vieux sergents et les officiers
eux-mêmes, que les jeunes recrues et les naïfs conscrits.
Les médecins qui furent à Metz pendant le dernier
blocus doivent être assez édifiés sur ce chapitre. Pour

moi, j'aurai toujours ce triste tableau présent à la
mémoire! Quand elle atteint des hommes aguerris,
des vieux soldats, la nostalgie n'est pas nécessairement
inconsciente. Loin de là : elle n'est pas voilée chez eux
par la timidité naturelle du jeune conscrit, qui souvent,
à ses débuts, apporte en d'autres choses encore
une pudeur semblable à celle de la jeune fille, pudeur
qu'il ne faut pas brusquer, et qui le gêne d'autant
moins longtemps qu'on la respecte mieux tout d'a-
bord.

En temps ordinaire aussi nous voyons tous les jours,
quand a sonné l'heure fatale de leur mise à la retraite, les
vieux soldats et les vieux officiers, francs cocardiers,
vrais militaires, s'affaisser à vue d'œil, dépérir rapide-
ment, présenter tous les caractères de la mélancolie, et
succomber en peu de temps à ce que j'appellerai le choc
en retour de la nostalgie, ou la nostalgie du drapeau.
Qu'ils entendent le tambour ou le clairon, ils frisson-
nent; qu'ils voient un uniforme, ils pleurent; qu'ils se
retrouvent en présence de l'étendard, ils suffoquent.
Rien ne les déride aussi bien que de trouver des audi-
teurs attentifs aux longs et vifs récits de leurs campa-
gnes. Ce qui fait leur soulagement fait en même temps
les délices de nos enfants, dont ils sont toujours les
meilleurs amis, qui sont toujours par eux choyés, gâ-
tés. Combien j'en ai connus de ces vieux braves, dans
mon jeune âge, à Belfort! Avec quel attendrissement
je revois d'ici leurs vénérables barbes grises, leurs si-

lhouettes si originales! La création de l'hôtel des Invalides, inspirée à Louis XIV par Louvois, fut une grande
et noble institution qui répond toujours à un besoin
réel, et qui mérite d'être conservée pour les nostalgiques
de ce genre.

Là, sous le dôme imposant, dans la crypte profonde, au fond du temple sacré de notre antique valeur
guerrière, le grand vaincu de Waterloo reçoit l'hospi-
talité qui lui fut offerte par les d'Orléans, héritiers des
Bourbons au trône de France. Lui aussi a connu les
horribles souffrances de la nostalgie, qui furent la pu-
nition de son insatiable ambition. Cloué sur ce triste
rocher de Sainte-Hélène, loin de l'Europe, loin de ses
anciens compagnons d'armes, loin de son unique enfant, qu'il aimait tant, expiant ainsi d'une façon ter-
rible, avec tant d'autres fautes impardonnables, le
meurtre du duc d'Enghien, ce sauvage, criminel et
lâche attentat d'un nouveau parvenu dans la famille
française contre le plus noble sang et l'un des plus
glorieux noms de la France! Il l'a connu aussi à son
tour, la nostalgie du sol natal et du drapeau français,
ce pauvre et innocent duc de Reichstadt, devenu Alle-
mand, gardé à vue et mort de consomption, sans enfant, à la fleur de l'âge!... Et cette double expiation,
plus que suffisante pour faire pardonner l'un et plaindre
l'autre par tous les cœurs français, n'a pourtant fait
qu'augmenter l'audace haineuse et cruelle de nos barbares voisins contre un peuple qui n'a eu d'autre tort

vis-à-vis d'eux que d'être depuis longtemps trop confiant, trop généreux et trop hospitalier...

Cet aigle de Corse, après une lente agonie sous l'œil impitoyable du léopard d'Angleterre, a succombé à cet incurable mal du retour qui prit chez lui la forme terminale d'un cancer. Mais si l'hôte défunt des Invalides avait pu revivre au lendemain de Sedan, la nostalgie de l'honneur n'eût-elle pas remplacé l'autre dans son âme martiale ? N'aurait-il pas regretté la solitude et le silence de l'île lointaine et sans échos, s'il lui avait fallu voir rentrer les Prussiens à Paris ? Quelle honte que 1870-1871 après 1813 et 1815 !...

Bégin a observé et décrit une forme suraiguë de la nostalgie chez tous les soldats, sans distinction d'âge et d'ancienneté. Elle est caractérisée par une invasion brusque et violente, par une grande intensité des symptômes d'exaltation cérébrale. Dans ces cas, si l'on ne peut soutenir ces malheureux par l'espoir, si le retour est impossible, si seulement il est encore éloigné, ces nostalgiques, frénétiques pour ainsi dire, tombent de suite dans un profond désespoir qui les abat complétement. Leur amaigrissement est rapide : c'est une émaciation qui atteint vite ses dernières limites et qui amène la mort en quelques semaines.

Le ministre de la guerre français a ordonné par une circulaire, il y a environ vingt ans, de renvoyer dans leur famille tous les soldats reconnus nostalgiques.

On comprend que, dès lors, la nostalgie dut être

et fut souvent simulée dans l'armée. S'il veut ne pas
se laisser prendre à ce genre de simulation, le médecin
militaire devra se rappeler quelques-unes des considé-
rations que je viens de développer. Dans les cas de
nostalgie grave et confirmée, les traits sont altérés,
couverts d'une pâleur mortelle; les yeux sont mornes
et semblent s'ouvrir avec peine; l'appétit est perdu.
Ces malades présentent donc un dépérissement no-
table; ils finissent par garder le lit, restent seuls, préoc-
cupés, sans aucune relation volontaire avec leurs voisins, dont ils refusent même les avances. Ils répondent
souvent qu'ils se portent bien quand on leur de-
mande comment ils vont. Je trouve, à ce propos, le
passage suivant dans le Bulletin des sciences médicales
de la Société d'émulation de Paris : « Les vrais nostalgiques sont taciturnes, ne s'expliquent qu'obscuré-
ment sur la question de leur mal, n'osent en faire
l'aveu, et sont peu sensibles aux consolations que l'on
cherche à leur donner, aux espérances, aux promesses
même que l'on peut leur offrir. »

Chez le faux nostalgique, qui la plupart du temps
n'en est pas à sa première supercherie, le calme du
pouls, le facies rassurant malgré les efforts d'une tristesse feinte, le bon état des fonctions digestives d'autre
part, sont des indices à peu près certains de simulation.
Mais ce qui chez lui dénote surtout la fourberie, c'est
une tendance continuelle à vouloir faire comprendre au
médecin le but de ses désirs; il s'efforce de préciser le

diagnostic, de l'imposer, tandis que s'il était de bonne
foi il l'obscurcirait plutôt que de l'éclairer volontaire-
ment. Alors que le vrai nostalgique semble, la plupart
du temps, rougir de son mal, le simulateur importune
chaque jour le médecin pour qu'il lui fasse regagner
son pays. Dans ce but, il fait valoir toutes sortes d'in-
dispositions volontaires, ou fausses, ou insignifiantes;
il ne se gène même aucunement pour prétexter des
douleurs et des accidents imaginaires.

Le médecin bien avisé et guidé par une expérience
suffisante affecte de prendre au sérieux les plaignants
de cette catégorie. Il les traite de suite par la diète, ce
qui les amène bien vite, après un refus formel de congé,
à se déclarer guéris. En cas de récidive, on ne les tient
quittes qu'après leur avoir fait avouer et signer qu'ils
ont simulé. Du reste, comme le plus grand nombre
d'entre ces importuns ne se présentent pas ainsi, avec
des allures décidées, hardies et impertinentes, je ne
songe pas non plus moi-même à les ennuyer, ce qui
me coûte toujours beaucoup, ce qui est toujours très-
pénible à celui dont la principale attribution est de con-
soler, d'encourager et de guérir. A ces hommes rebu-
tés, et non pas nostalgiques, je parle franchement et
amicalement dès la première visite; je leur fais de suite
et spontanément la part due à leur simple fatigue, à
leur dégoût souvent excusable, bien qu'on ne doive
pas en tenir trop de compte. Je leur offre un marché
très-raisonnable, qu'ils acceptent presque tous, de suite

et franchement. Alors je les traite avec beaucoup
d'égards, je les gâte autant que le règlement des hôpitaux me le permet; puis, au bout de trois ou quatre
jours, je signe leur billet de sortie, en n'y mettant rien
de compromettant pour eux. Je les rends ainsi, sans
effort et sans lutte, à leur service militaire, qu'ils re-
prennent de bonne grâce, avec plus de vigueur et de
bonne volonté.

Quant au malheureux nostalgique véritable et mé-
connu jusqu'au bout, il meurt souvent après avoir passé
par les symptômes les plus tangibles, les plus matériels et les plus incontestables de la fièvre hectique
classique; et cependant, à l'autopsie, on ne trouve ab-
solument rien pour expliquer cette consomption avec
réactions marquées pendant la vie. C'est que les élans
de l'âme ont une influence merveilleuse pour soutenir
l'homme ou pour l'abattre : ils peuvent tuer aussi bien
que guérir! Les regrettables et ignobles doctrines des
matérialistes, qui veulent refuser à l'homme ce qu'on
ne peut contester même à la brute, n'ont jamais réussi
à fausser sur ce point élémentaire et capital le bon sens
public, toujours et partout unanime à reconnaître ce
fait comme clairement démontré, comme s'imposant
de lui-même à l'esprit ainsi qu'un axiome.

Il est bon de savoir pourtant qu'il y aurait grossière
et très-regrettable erreur à nier, en fait de nostalgie,
en dehors des cas graves et des cas de simple simulation, tout ce qui est au-dessous du type que je viens

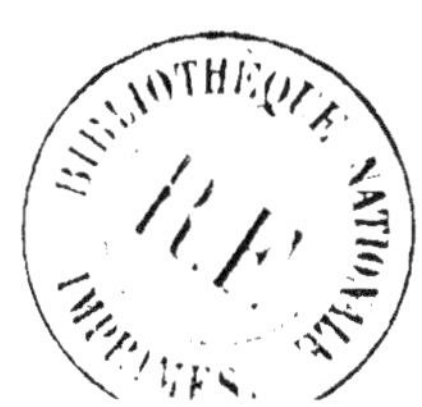

de décrire. Je n'ai esquissé, en effet, que la maladie
dans ses manifestations les plus accentuées, les plus
aiguës, dans les cas où elle présente son summum
d'intensité. Ce sont ces manifestations seules que vise
spécialement la circulaire ministérielle dont je viens
de parler; ces cas sont les seuls qui, au point de vue
de l'expertise médicale, méritent une mention toute
particulière, un examen approfondi, à cause de l'indication unique, précise et urgente qu'elles fournissent
au médecin militaire.

Je crois avoir assez fait pressentir déjà que ce mal,
comme bien d'autres, ne procède point généralement
par surprises; qu'ordinairement il ne se montre point
de prime-saut, avec tout le développement dont il est
susceptible, mais qu'au contraire il est souvent pré-
paré et amené progressivement par des causes prédisposantes et médiates, que le plus souvent il évolue
lentement et insidieusement. C'est pourquoi, dans la
plupart des cas, il n'intervient dans la pathologie militaire que sur un plan secondaire, à l'état latent, comme
cause plus ou moins déterminante et complication
dangereuse d'autres maladies qui ont leur existence
et leurs caractères propres. Dans ces cas moins sérieux, plus bénins, facilement curables, la nostalgie
n'est pas nécessairement, mais peut encore se montrer
inconsciente véritablement.

Le médecin militaire doit avoir ce détail toujours
présent à l'esprit. Il doit s'habituer de bonne heure

à tenir grand compte de ce fait important, dans les hôpitaux réservés au service de l'armée.

Brantôme parle déjà de ces cas peu caractérisés et communs parmi les recrues de son temps. Il préconise contre leur mal essentiellement moral, auquel les médicaments ne peuvent évidemment rien, comme à bien d'autres, un traitement très-simple, avantageux à tous les points de .vue, et que j'approuve sans aucune réserve :

« Les vieux, nous dit-il, les entreprenoient, les prenoient en mains, les mondanisoient, leur prètoient leurs habillements, si bien qu'en peu de temps on ne les eût pas recognus; ils étoient curieux de les rendre bien créez et ne leur faire boire de honte. »

Sous ce rapport, aussi bien qu'à d'autres points de vue, le ministre de la guerre a été heureusement inspiré en prescrivant tout récemment la répartition par groupes égaux des jeunes conscrits dans toutes les compagnies de leurs régiments. Auparavant on les entassait d'abord pendant la rude période du noviciat, épreuve si critique et si désagréable par elle-même, dans des dépôts écartés, loin de la musique et des grands chefs, dans des petites garnisons assez fastidieuses pour la plupart. Ils s'y trouvaient dans toutes les conditions voulues pour la dépression de leur moral par influence mutuelle. Ils y étaient privés de la compagnie, de l'exemple, de l'assistance matérielle et morale des soldats faits, de leurs anciens, de leurs camarades aguerris, qui généralement se plaisent à les réconforter, à leur inspirer confiance. Le nombre proportionnel de nostalgiques parmi les jeunes soldats a déjà sensiblement diminué depuis l'application de cette mesure.

Tous les médecins militaires ont pu remarquer que les engagés volontaires, chez nous, donnent proportionnellement plus de nostalgiques que les conscrits. C'est d'abord, il me semble, qu'ils sont généralement plus jeunes, qu'il sont arrivés sous les drapeaux avant l'âge de la conscription, n'ayant pas encore acquis la résistance morale voulue, et dont ils eussent été susceptibles plus tard. Les uns ont cédé à l'entraînement de leur imagination ardente; ils sont nerveux, impressionnables, et sont arrivés au régiment tout à fait ignorants des ennuis et des déboires de la vie militaire, pleins d'illusions sur cette noble carrière des armes, dont ils avaient bien vu la gloire, mais qu'ils avaient rêvée plus libre et plus facile. Les autres engagés, tout aussi nombreux, ont aliéné leur liberté et quitté leur famille par une détermination soudaine, à la suite de circonstances le plus souvent imprévues et tristes. Or nous savons que tout ce qui déprime le moral prédispose à la nostalgie.

Les conscrits, au contraire, obligés par leur humble condition à payer réellement à la patrie l'impôt du sang, connaissaient dès longtemps leur position; ils s'étaient, dès leur enfance, préparés mentalement et d'instinct à ce sacrifice bien prévu, comme à leur inéluctable destinée. Quand ils arrivent dans l'armée, ils y apportent la résignation acquise. Leur esprit, qui a mesuré le sacrifice, l'a d'avance accepté. Ce qui le prouve bien, c'est que les numéros qui libèrent donnent presque toujours plus de joie, exprimée du moins, que les numéros retenus ne donnent de tristesse avouée; et parmi les conscrits retenus, ceux qui deviennent nostalgiques sont principalement ceux qui se sont le plus laissé surprendre par leur mauvaise chance en caressant trop complaisamment l'espoir d'un haut numéro.

Je disais tout à l'heure que la nostalgie, même à son degré moyen ou léger, doit toujours préoccuper le médecin militaire du service hospitalier, comme celui du service régimentaire. On ne saurait croire, sans en avoir eu le touchant spectacle, quels résultats merveilleux on obtient souvent, par la signature ou la simple promesse d'un congé à des malades atteints d'affections diverses, graves sans être incurables, alors qu'on voyait jusque-là ces malades amenés fatalement à une terminaison funeste, malgré tous les secours de la thérapeutique! On les ressuscite et on les remet sur pieds, du jour au lendemain, pour ainsi dire, par ce moyen aussi simple qu'humain. Je ne puis songer sans attendrissement aux effets surprenants que j'ai ainsi obtenus plus d'une fois. Je puis même affirmer que c'est le médicament le plus héroïque dans la médecine d’armée; mais on ne doit l’employer qu’à bon escient. Son maniement exige un grand tact, un certain flair qu’on acquiert seulement en vivant de la vie du soldat; il suppose une grande expérience des choses de l’armée et des connaissances techniques spéciales qui manquent aux médecins civils, ne leur en déplaise !

Le médecin militaire seul peut éviter ici l’abus; lui seul est à même de ne pas transformer involontairement ce précieux moyen de soulager et de guérir les souffrances réelles en un poison dangereux pour la valeur et la moralité des troupes. Ici encore le mot de Cicéron est vrai : *Omnibus in rebus certum est medium et in ipso veritas.*

Je ne puis et ne veux terminer cette étude sur un sujet qui intéresse aujourd’hui tout le monde en France sans adresser encore un cordial salut à nos pauvres nostalgiques d’Alsace et de Lorraine, qui, dans nos rangs comme au pied des Vosges, me sont tout particulièrement chers. Elles méritent bien pour le moins un mot de remercîment, un témoignage de sympathie, ces patriotiques populations, plus que jamais françaises par le cœur, et qui nous envoient chaque année leur contingent d’émigrés, d’exilés volontaires et de soldats dévoués.

Salut à ces infortunés compatriotes de Jeanne d’Arc, de Fabert, de Kléber et de Rapp, que la France pleure et qu’elle sait capables de lui donner encore des héros dignes d'elle et de leurs aînés dans la carrière !

Qu'ils gardent toujours la sainte espérance, qui ranime, relève et soutient ; qu'ils se rappellent cette page de l'Écriture où Dieu dit, en parlant des ennemis de son peuple :

Je n'ai fait que passer, ils n'étaient déjà plus !

Hier elle a bien pâli, l'étoile de la France ! Mais son éclat terni et voilé n'est pas à tout jamais éteint et perdu. Nous avons bien le droit de conserver l'espoir en des jours meilleurs, aujourd'hui que notre patrie a rétabli l'ordre chez elle, et que, remise en possession d'elle-même, elle a placé à sa tête le loyal et chevaleresque maréchal de Mac-Mahon, honoré et respecté de tous.

Déjà les peuples et les gouvernements de l'Europe commencent à comprendre la justesse des paroles de l'illustre patriote anglais Fox : « Supprimez la France, il fera nuit dans le monde. »

Sursum corda ! Si le salut de notre chère patrie importe même aux autres peuples, nous devons tous, sans exception, nous Français, fils des Gaulois, des Romains et des Francs, en faire une question de vie ou de mort. Pas un ne voudra manquer à la fête au jour du grand combat ! Quand viendra la nouvelle invasion préméditée, préparée et même annoncée, j'espère bien entendre retentir d'un bout à l'autre de notre vieille Gaule ce cri de ralliement : *Vive la France, avec ou contre tous!* Et la victoire y répondra.

> Soldats! n'oubliez pas la France mutilée,
> Ses chers enfants volés, tous nos frères perdus!
> Retrouvez au combat votre rage endiablée :
> Par nos pauvres captifs vous êtes attendus.
> De la Patrie en deuil la robe maculée,
> Lavez-la dans le sang des brigands éperdus!

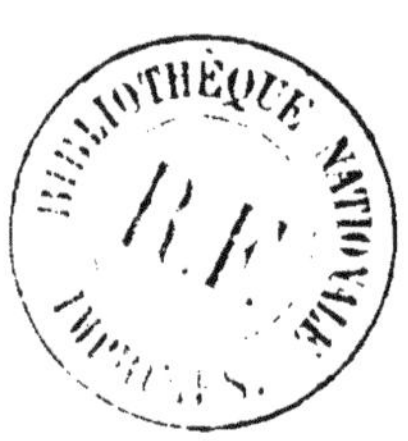